MOYENS PRÉSERVATIFS

CONTRE

LE CHOLÉRA-MORBUS

SUIVIS D'UNE

méthode simple pour soigner le cholérique

EN ATTENDANT LE MÉDECIN

PRÉCÉDÉS D'UNE

DÉFINITION DE CETTE MALADIE

ÉCLAIRÉE PAR LES OBSERVATIONS MÉTÉOROLOGIQUES FAITES A PARIS, EN 1832,

ET CONFIRMÉE PAR CELLES DE 1849,

PAR

A.-M.-D. GUILBERT,

Docteur en médecine de la Faculté de Paris, Professeur à l'École de pharmacie,
Médecin honoraire des bureaux de bienfaisance,
Membre de la commission de salubrité, en 1832, année du choléra à Paris, Membre de plusieurs Sociétés
savantes de France et d'Allemagne.

Intelligenti pauca

PARIS

CHE L. LESORT, LIBRAIRE-ÉDITEUR, RUE DE GRENELLE-SAINT-GERMAIN, 3.

1849

MOYENS PRÉSERVATIFS

CONTRE

LE CHOLÉRA-MORBUS

SUIVIS D'UNE

méthode simple pour soigner le cholérique

EN ATTENDANT LE MÉDECIN

PRÉCÉDÉS D'UNE

DÉFINITION DE CETTE MALADIE

ÉCLAIRÉE PAR LES OBSERVATIONS MÉTÉOROLOGIQUES FAITES A PARIS, EN 1832,

ET CONFIRMÉE PAR CELLES DE 1849,

PAR

A.-M.-D. GUILBERT,

Docteur en médecine de la Faculté de Paris, Professeur à l'École de pharmacie,
Médecin honoraire des bureaux de bienfaisance,
Membre de la commission de salubrité, en 1832, année du choléra à Paris, Membre de plusieurs Sociétés
savantes de France et d'Allemagne.

Intelligenti pauca.

PARIS

CHE L. LESORT, LIBRAIRE-ÉDITEUR, RUE DE GRENELLE-SAINT-GERMAIN, 3.

1849

MOTIFS DE CETTE PUBLICATION.

Le premier besoin que l'on éprouve en présence d'un fléau comme celui du choléra, c'est de connaître les moyens de l'éviter et d'arracher à ses conséquences les malades qu'on voit périr.

Pour répondre aux demandes nombreuses qui m'ont été adressées à ce sujet, et afin de donner des conseils vraiment utiles dans la triste perspective de cette affreuse maladie épidémique qui peut paraître tout à coup, disparaître de même, pour reparaître plus tard, plus grave encore, ou plus faible, il m'a fallu rechercher quelle devait en être la cause, pour en donner une définition exacte ; car, dans l'ignorance de la cause d'une maladie, comment prétendrait-on la chasser à volonté ? sans doute, les conseils qu'on a donnés jusqu'à ce jour étant le résultat de l'expérience, ne sauraient être mauvais ; cependant, ils laissent beaucoup à désirer ; car les uns ont dit : donnez de l'air, lavez partout, et les autres ont dit : évitez les courants d'air, évitez l'humidité ; d'autres ont indiqué le passage du chaud au froid, tandis qu'ailleurs on recommandait d'éviter le passage du froid au chaud. Toutes ces recommandations, quoique opposées en apparence, étaient bonnes ; mais ce qu'il importait de savoir n'a pas été dit, c'est le pourquoi ? et le comment ?

Depuis 1834, époque à laquelle j'ai publié un mémoire ayant pour titre : *De la cause des maladies, des moyens de s'en délivrer et d'éviter les maladies chroniques*, je n'ai cessé de m'occuper de recherches et d'observations qui me permettent de répondre à ces questions.

Cependant, malgré les éclaircissements que je vais donner et dont chacun peut se pénétrer, car je me suis fait l'interprète de la science en la traduisant dans le langage vulgaire, il y aura encore des cholériques, il y en aura qui se seront trouvés si promptement atteints qu'on n'aura peut-être pas le temps d'attendre le médecin si occupé dans les temps d'épidémie ; les évacuations du liquide muqueux, trop abondantes dans le choléra, étant aussi graves qu'une hémorrhagie active, il faut se hâter de les arrêter, et, par conséquent, il faut en connaître les moyens.

C'est pourquoi j'ai regardé la publication de ce mémoire comme une obligation et comme une nécessité, à cause de son utilité. Il contient la définition du choléra, les moyens de l'éviter, le traitement du cholérique ; ce traitement est à suivre de point en point ; son application, toujours heureuse dans le plus fort de cette cruelle maladie en 1832, et, en cette année 1439, m'en a toujours prouvé l'efficacité.

Le médecin, pénétré de la théorie que je donne dans ce mémoire, peut, sans doute, choisir dans les moyens de guérison qui lui paraissent les plus convenables ; mais il y aurait du danger de laisser aux personnes étrangères à l'art de guérir la liberté de prendre ceux qui leur plairaient le plus.

LA CAUSE DU CHOLÉRA.

La respiration, fonction indispensable à la vie, ne consiste pas seulement à aspirer et à expirer, elle consiste encore dans un travail vraiment chimique qui a lieu dans les poumons. Lorsque l'homme aspire, tous les principes contenus dans l'air pénètrent dans les voies aériennes de sa poitrine, pour fournir au sang des propriétés que celui-ci de son côté vient y puiser.

Ces principes contenus dans l'air, sont : l'oxygène, l'azote, l'acide carbonique, dans des proportions déterminées, le calorique qui tient ces corps à l'état de gaz, de la vapeur d'eau et du fluide électrique, ces derniers dans des proportions variables.

L'homme expirerait l'air tel qu'il l'aspire, sans cette opération dont je viens de parler, dans laquelle il y a absorption des gaz, par conséquent dégagement de calorique en faveur du sang, par l'action du fluide électrique qui l'accompagne partout, et sans la présence duquel toutes les opérations de la vie organique : telles que la respiration, la circulation, l'assimilation, etc., ne pourraient être comprises.

Après avoir été épuisé dans le poumon, l'air altéré en sort par l'expiration, avec la vapeur abondante qui s'est formée aux dépens de l'hydrogène carboné du sang, et dans cette vapeur l'acide carbonique, le fluide électrique et le calorique superflus.

Le fluide électrique de l'air, entré par la bouche, indispensable aux fonctions de la vie, aux analyses et aux synthèses continuelles qui ont lieu dans l'organisme, s'y trouve retenu dans des proportions qui sont en rapport avec ses besoins, il doit être considéré comme *fluide électrique nécessaire*, comme la quantité de fluide naturelle qui lui revient.

Mais le fluide électrique répandu dans l'air pénètre le corps par d'autres voies que par la bouche ; il le pénètre aussi par la peau, et tant qu'il ne dépasse pas les proportions qui établissent l'équilibre avec celles du fluide entré par la bouche, il n'y a pas d'action ; mais dans certaines circonstances, il le pénètre sans mesure, comme sous toutes les influences sous lesquelles on devient plus ou moins malade ; ces influences se traduisent toujours par ces mots : refroidissements humides.

Le refroidissement humide a lieu en été comme en hiver ; dans l'été on le recherche, dans l'hiver on ne peut toujours l'éviter ; le refroidissement humide a lieu dans un grand nombre de circonstances dont on fait peu de cas parce qu'elles ont été mal définies jusqu'à ce jour, et par cette raison, je crois utile d'en donner des exemples.

Un homme couché dans son lit, dans une chambre froide, étant en transpiration, se lève sans se couvrir suffisamment, il éprouve un refroidissement humide ; en hiver il s'en plaint, en été il s'en réjouit.

Une mère de famille, son enfant étant malade, se lève la nuit pour le secourir, elle ne se donne pas le temps de se couvrir, elle deviendra malade.

Un autre individu entre dans une voiture publique, étant en sueur, il se place dans un courant d'air, comme il y en a presque toujours, il a bientôt un refroidissement humide ;

Un troisième, avec des souliers humides ou transpirant des pieds, obligé de les poser sur un pavé de pierre, éprouve bientôt un refroidissement humide.

Un quatrième qui, ayant les bras mouillés, s'arrête dans un courant d'air ;

Un cinquième, ayant la tête en sueur, obligé de se découvrir dans un lieu public dans lequel il y a un courant d'air ;

Un sixième, qui ayant chaud, boit un verre d'eau fraîche ;

Un septième, qui reçoit une pluie abondante, après avoir reçu le vent de l'est, du nord ou du nord-est ;

Un huitième, qui étant en sueur, s'expose à ces vents du nord, nord-est, forts, etc.

Tous s'exposent aux refroidissements humides, et par conséquent aux influences qui rendent malades.

Ces refroidissements étant forts ou faibles, lents ou rapides, les conséquences en seront plus ou moins intenses.

Les éléments les plus simples de la physique nous apprennent que, là où se trouve de l'eau, de la vapeur, de la sueur, de l'humidité enfin, et du fluide électrique, la première absorbe le second ; ainsi lorsque la surface du corps est humide de sueur ou de pluie, le fluide électrique de l'air entre dans cette humidité, que l'air soit sec ou qu'il soit humide, car l'air humide est quelquefois plus chargé d'électricité que l'air sec. par la raison que nous venons de dire.

Nous voyons encore, par les expériences de physique, que les corps les plus chauds enlèvent le fluide électrique aux corps froids; c'est pourquoi la surface du corps humain, plus chaud que l'air qui l'enveloppe, attire ce fluide qui glisse sur la peau sèche comme sur tous les corps non conducteurs, et n'attend qu'un introducteur humide pour la pénétrer.

Si, lorsque le corps se trouve chargé de ce fluide accumulé à sa surface par les vents d'est, du nord, ou du nord-est forts, qui sont ceux que les physiciens regardent comme étant les plus chargés d'électricité, ou par un autre moyen comme les instruments de physique, les éventails, les soufflets de forges, etc., on apporte de l'eau sur un point de la peau rendue imperméable par un corps gras, cette eau absorbera le fluide et se volatilisera avec lui et par lui, sans autre conséquence, parce que l'huile ou la graisse qui couvre la peau la rend imperméable à l'eau et au fluide électrique.

Mais si la peau n'est pas garantie, si l'eau ou la sueur la mouille et la pénètre, le fluide entrera dans l'organisme au moyen de cette humidité qui lui sert d'introducteur, il la volatilisera en partie, cet effet ne pouvant avoir lieu sans enlever du calorique du point sur lequel il s'opère. Cette déperdition étant en proportions directes avec celle du fluide, le malade pourra, par le froid plus ou moins fort qu'il éprouvera, mesurer par la pensée l'intensité du fluide électrique entré chez lui.

L'homme qui s'est refroidi sous l'humidité peut facilement rendre à l'air le fluide électrique qui vient de le pénétrer, en supposant que ce fluide morbifique se soit arrêté dans la peau et qu'il ne soit pas placé chez lui de manière à empêcher ses mouvements, il lui suffit de faire assez d'exercice pour transpirer, le fluide sortira de son corps par les voies par lesquelles il était entré, c'est-à-dire, par la sueur que sa présence d'ailleurs facilite; il est clair qu'il lui faut éviter soigneusement le refroidissement de cette sueur, puisque ce serait l'introduction d'une nouvelle quantité d'électricité. Si les mouvements lui sont interdits par la douleur, le malade reste au lit; on appelle le médecin qui chasse le fluide en partie, le ramène à la quantité naturelle, ou seulement le déplace; la guérison s'achève dans ce dernier cas, par l'exercice et par tous les moyens qui procurent de la sueur.

Le fluide électrique surabondant entré par la peau, étant la cause des maladies, je le nomme *le fluide électrique superflu*, lorsque le corps en est chargé, il est passé, comme disait Franklin, à l'état électrique.

De même qu'on peut introduire du fluide électrique superflu dans le corps de l'homme, de même et par d'autres moyens on peut y introduire du calorique surabondant, mais ici l'on voit que la différence entre ces deux fluides, que l'on confond trop souvent, paraît grandement: le calorique a la propriété de se mettre en équilibre avec les corps environnants; l'homme qui a trop chaud, s'il n'est pas en sueur, peut perdre facilement son calorique en excès et sans danger. Il n'en est pas de même du fluide électrique superflu retenu à l'intérieur du corps humain, plus chaud et plus humide que l'air; pour le chasser, il faut employer les moyens qui guérissent.

Pour l'art de guérir il suffit de savoir, que lorsque l'intensité du fluide entré par la peau a dépassé celle du fluide entré par la bouche, il y a chez l'homme une cause de maladie plus ou moins intense qui peut se porter sur un seul organe et produire l'affection de cet organe, se porter sur plusieurs comme l'éclair, et produire les maladies compliquées.

—

Le fluide électrique superflu dans le corps humain.

Le fluide électrique entré par la peau, sous les influences maintenant connues, reste dans l'organisme, retenu par le calorique ; et là, sans cesse attiré, par métastase, sur ou vers le point le plus irrité, ce qui veut dire le plus chaud, il s'exerce sur chaque organe en fonctions, parce que chaque fonction ou chaque opération chimique de l'organisme ne peut se faire sans irritation, sans accumulation de calorique ; il est encore attiré sur les régions qui ont été altérées précédemment par sa présence, et dans lesquelles les mouvements nécessaires ne peuvent se faire sans irritation ; enfin toute addition de calorique, sur un point quelconque, l'attire sur ce point.

Il marche, concentré comme une étincelle, et partout, dans le corps humain, ce fluide superflu, quelle que soit son intensité, trouve le fluide nécessaire ; si son point d'arrêt, si le point de contact de ces deux fluides est un de ceux qui sont pourvus d'appareils de la sensibilité, le malade éprouve une douleur dans cette région, et l'intensité de cette douleur est encore une mesure de l'intensité du fluide entré par la peau ; chez l'homme qui sait se conserver en santé par le mouvement, par l'exercice ou l'activité, en un mot par le travail qui met dehors le fluide superflu, celui-ci n'y restera que dans des proportions convenables, et dans ces proportions la réunion de ces deux fluides, ayant lieu sur chaque organe en fonctions, ne peut plus être considérée que comme le *stimulus* de l'organisme, ou *la force vitale.* Ces deux fluides se trouvent dans des proportions qui établissent équilibre : c'est l'équilibre de deux corps dans l'état naturel ; il n'y a aucune action de la part de l'un sur l'autre.

Sur certains points privés d'appareils de la sensibilité, ce fluide même superflu ne se fait pas toujours connaître, quoique néanmoins il agisse toujours, surtout s'il s'y arrête comme cela a souvent lieu sans que le malade s'en doute, puisqu'il ne le sent pas.

Ce fluide, entré par la peau, peut se métastaser, c'est-à-dire quitter sa place lentement ou vivement, quelquefois aussi vite que l'éclair et se porter sur plusieurs points comme à la fois, car il ne se divise pas. Si l'accumulation du calorique l'attire, le refroidissement de la région malade lui fait quitter sa place ; le refroidissement avec de l'eau ou celui de la sueur qui mouille la peau opère le même effet, mais c'est un refroidissement humide, c'est l'influence qui donne introduction au fluide électrique superflu, par conséquent l'intensité du fluide déplacé par ce moyen est augmentée; le malade s'en aperçoit, lorsque ce fluide retourne sur la même place, si cette place est sensible.

Dans les parties sur lesquelles il pose, ce fluide se comporte différemment : ou il dégage du calorique par son action comme dans l'inflammation, dans l'hématose, ou il refroidit certaines régions comme dans les fraîcheurs. Il produit le même effet sur l'organisme entier lorsqu'il pose dans le cerveau et diminue le mouvement du sang ; il produit le frisson par sa présence sur la pulpe des nerfs dans le canal vertébral.

On voit pourquoi le même fluide pouvant se métastaser si facilement sur un si grand nombre d'organes, dans des proportions si variées , produisant des phénomènes si différents, doit être regardé comme l'essence de toutes les maladies, que l'on traite sans en connaître la cause et que je regarde comme des *intoxications par le fluide électrique superflu.*

MOYENS PRÉSERVATIFS CONTRE LE CHOLÉRA.

Le froid sec est pour l'organisme une occasion de se fortifier. On peut supporter pendant toute une journée le courant d'air et le vent le plus chargé d'électricité, comme celui du nord-est fort, qui soufflait au plus fort du choléra, à Paris en 1832, si l'on n'est pas en sueur ; si ce vent est sec, s'il fait froid, on sera couvert de fluide électrique, les habits en seront remplis dans leur tissu de laine, l'on pourra même le rendre visible sous forme d'étincelles, et, l'on n'en deviendra pas malade, parce qu'il n'aura pu pénétrer dans l'intérieur du corps, la peau étant restée sèche.

Mais, si sous ce vent du nord-est, l'on reçoit la pluie et que la peau en soit mouillée, le fluide électrique qu'elle aura absorbé pénétrera l'organisme et l'on deviendra malade.

L'on deviendra malade, si la température est assez chaude pour produire de la sueur sous des habits chargés d'électricité par le vent qui souffle et particulièrement celui du nord-est ; cette sueur servira d'introducteur au fluide morbifique.

On voit par ces observations bien constatées qu'on peut s'exposer aux vents les plus chargés d'électricité, à la condition d'éviter toute humidité à la surface du corps : comme la pluie, la sueur, l'humidité des vêtements, des logements, des bâtiments neufs, l'habitation au rez-de-chaussée, les lavages partout, le voisinage des marais, la demeure au bord des rivières, des étangs, surtout de ceux qui sont situés au nord ou au nord-est de la demeure, et sans aucune garantie de la part des arbres ou des montagnes.

On peut aussi avoir le corps humide quelle qu'en soit la cause, il n'y aura aucun inconvénient, si l'on ne s'expose pas au courant d'air, le vent soufflant de l'est, du nord, ou du nord-est.

En évitant le concours de ces deux conditions : humidité sur la peau et friction électrique de l'air, ou seulement l'une des deux, on n'aura pas à craindre le choléra ; mais non-seulement le choléra, mais encore toutes les autres maladies qui sont les effets de la même cause, moins forte, produite sous les mêmes influences, introduite par le concours des mêmes conditions, sévissant sur tous les organes, isolés ou réunis plusieurs comme à la fois, les affectant dans un certain ordre à cause de leur relation de fonctions.

Si, malgré les précautions, on se trouvait avoir quelques symptômes de choléra, il ne faudrait pas s'en inquiéter, car il ne pourrait être intense, la cause étant faible, ses effets ne sauraient être mortels; il faudrait néanmoins s'en occuper et ne pas attendre que des évacuations trop abondantes eussent rendu la guérison impossible.

Dans les pays dans lesquels le choléra a porté ses ravages, on a remarqué que quelques cantons avaient été à l'abri, parce qu'ils avaient au nord, nord-est, des montagnes ou des forêts ; ce qui peut s'expliquer, car on sait que les montagnes et les arbres, surtout les sapins, les peupliers, et les cyprès, à cause de leurs formes, sont des pointes, et les pointes soutirent le fluide électrique.

—

Influences sous lesquelles le choléra s'est développé en 1832.

Après avoir soigneusement examiné le tableau qui suit , on restera convaincu que sous les vents les plus chargés d'électricité, selon les auteurs, les vents du nord, de l'est, et particulièrement celui de nord-est, fort, soufflant longtemps, le thermomètre centigrade indiquant seulement sept degrés au-dessus de zéro, le choléra peut se développer comme il l'a fait à Paris, en 1832 et en 1849. On pourra aussi remarquer que plus la température s'est élevée, concurremment avec le même vent fort du nord ou du nord-est, ou, ce qui revient au même, plus les dispositions atmosphériques favorables à la sueur l'ont excitée, en présence des vents les plus chargés d'électricité, plus la cause du choléra est devenue intense et plus les effets de la maladie se sont augmentés, ce qu'on peut reconnaître ici par le nombre des morts de chaque jour ; on ne les voit diminuer que lorsque la température baisse, ou que le vent change; néanmoins il continue, quoique faiblement, parce qu'il y a des cholériques chroniques, il y en a qui habitent des rez-de-chaussée ou des logements malsains, d'autres ont le choléra compliqué par des affections anciennes du cerveau ou des voies digestives; enfin il y en a d'autres qui s'y exposent de nouveau, lorsque les influences favorables au choléra reparaissent quoique de peu de durée.

Ce qu'il y a de remarquable, c'est que la mortalité semble augmenter la veille des dispositions atmosphériques les plus propres à donner de l'intensité au choléra, et cela s'explique : parce que l'instrument le plus délicat, le plus sensible aux variations atmosphériques, c'est le corps humain, et surtout lorsqu'il est déjà malade ; ainsi, il peut guérir, devenir plus malade, il peut mourir des influences atmosphériques dont nos instruments ne nous donneront connaissance que le lendemain.

La mortalité augmentée le 13 avril par le vent le plus favorable à la guérison, par le vent du sud, soufflant toute la journée, semblerait apporter une exception à la règle, si l'on ne savait que ce changement rapide du vent a donné lieu à une autre maladie, chez tous les cholériques, à la réaction ou crise, c'est-à-dire à la sortie de la matière morbide après la métastase ou le départ du fluide, sortie trop rapide chez tous les malades le même jour.

Lorsque les malades s'effrayaient, comme cela a eu lieu, à la vue de la crise, la cause des maladies étant encore dans l'organisme, elle se reportait au cerveau par irritation morale, par l'inquiétude; la crise s'arrêtait et la matière morbide absorbée par le système circulatoire absorbant devenait mortelle.

Le retour du choléra, en cette année 1849, a eu lieu, comme je l'ai observé, sous des influences semblables à celles de 1832, c'est-à-dire avec le vent du nord, nord-est, régnant pendant assez longtemps. D'abord ses effets sont restés faibles, parce que, quoique le vent fût fort, la température n'était que de quelques degrés au-dessus de 0 du thermomètre centigrade ; mais aussitôt que la température s'est élevée, le vent restant le même, la mortalité s'est rapidement accrue, puis tout à coup le vent étant tourné au sud et au sud-ouest, le choléra n'existait plus, c'est-à-dire le vent ne l'apportait plus.

La mortalité continuait cependant chez les malades chargés de fluide électrique superflu ; mais les mêmes vents nord, nord-est s'étant représentés, la température étant devenue froide, le choléra revint et continua sans être très-grave.

Si la chaleur augmente, si le vent reste au nord, nord-est, la mortalité sera grande, mais si le vent change, quoique la chaleur augmente, la mortalité cessera.

OBSERVATIONS MÉTÉOROLOGIQUES

FAITES EN 1832

CONFORMES A CELLES DE L'OBSERVATOIRE DE PARIS

Et conformes, quant au nombre des morts, aux états officiels.

Phases DE LA LUNE.	Dates DU MOIS.	DEGRÉS du THERMOMÈTRE.	DIRECTION du VENT.	Nombre DES MORTS.	Différence en + ou − d'un jour à l'autre.		OBSERVATIONS.
	Mars						
☾	24	de 4,25 à 9, »	O. N.-O. fort N.-O.				Forte averse de grésil à 1 h. 1/2.
	25	de 0,75 à 7,40	Nord.	1			
	26	de 0, à 10,25	Nord.	4	+	3	
	27	de 5, à 10,90	Nord.	3	−	1	
	28	de 3, à 10,25	N. N. N. E. fort N.-E.	16	+	13	
	29	de 3, à 10,25	N.-E. fort.	40	+	24	
	30	de 1,50 à 11,75	N. N-E.	52	+	12	
	31	de 1,25 à 14,25	N.-E.	69	+	17	
◉	**Avril**						
	1	de 6,75 à 9,25	N. N.-O. N. N. N.	84	+	15	Pluie à 8 h. du matin et à 5 h.
	2	de 6,50 à 16,25	N. N. N. S.-E. S.-E.	166	+	82	
	3	de 7 à 20,50	N. N. N-E. E. N.	222	+	56	Diminution due au vᵗ du S-E. d'hier.
	4	de 9,75 à 21,62	N. N.-E. N.-E.	256	+	34	
	5	de 9,50 à 20,25	N.-E. N.-E. N.-E.	345	+	89	
	6	de 8,50 à 15, »	N. N.-E. f. N.-E. N. N.-E.	433	+	88	
	7	de 4,75 à 14, »	N.-E. fort de midi à 5 h.	562	+	129	
☽	8	de 4,38 à 14, »	N.-E. fort N.-E. fort N.-E.	756	+	194	
	9	de 6,50 à 17, »	N.-E. N.-E. f. N.-E. f.	852	+	96	
	10	de 5 à 15,25	N-E. N-E. N-E. N-E. f. N.	829	−	23	La température et la force du vent baissent.
	11	de 2,50 à 12,25	N-E. N-E. f. N-N-E. E-N-E. N.	759	−	70	Id.
	12	de 3,25 à 14,75	N. N. N. N.-E. N.	725	−	34	
	13	de 6,25 à 15,12	Sud. S. S. S. Sud.	782	+	57	
	14	de 3,75 à 14,74	N.-E. N.-E. N.-N.	671	−	111	
○	15	de 5, à 12,88	Nord.	598	−	73	
	16	de 5, à 18,12	S.-E. S.-E. S.-E. N.-E.	531	−	67	

EXAMEN

De l'action du fluide électrique superflu sur chacun des organes isolés qui souffrent ensemble dans le choléra.

Les organes qui se trouvent être, par métastase, le siége du fluide pendant cette maladie sont les suivants :

1° La pulpe nerveuse encéphalique, avec ou sans ses enveloppes ;

2° La pulpe nerveuse rachidienne, ou la moelle de l'épine du dos ;

3° Les nerfs de la vie organique ;

4° La membrane muqueuse des voies digestives et ses glandes ;

5° Le système veineux.

Affection de la pulpe nerveuse encéphalique simple et compliquée. — Névrose et névralgie.

Nous devons d'abord considérer l'affection de la pulpe nerveuse encéphalique, abstraction faite des enveloppes. — Si les enveloppes sont affectées, il y a douleur, c'est alors la céphalalgie ; or, dans le choléra, il est rare que les enveloppes du cerveau soient compromises ; si le malade se plaint de douleurs dans la tête, ce sont presque toujours des douleurs symptomatiques du mal d'estomac.

Dans la névrose, le pouls est faible, filiforme, aux deux poignets, parce que la circulation est en souffrance; toutes les fonctions le sont encore lorsque la pulpe cérébrale est malade. La névrose peut être forte ou faible comme sa cause; elle peut être aiguë ou chronique comme le temps depuis lequel le fluide séjourne dans l'encéphale; elle peut être très-ancienne, puisque les malades ne souffrant pas, ne se croient pas malades; ils peuvent l'être, cependant, depuis très-longtemps, ce qui rend leur traitement très-long, et les maladies compliquées de celle-ci toujours très-graves, parce que, dans la céphalée ancienne, il peut exister une désorganisation ou des tubercules dans la pulpe cérébrale, et le traitement de ces maladies compliquées devant commencer par celui du cerveau, la guérison n'est pas toujours possible.

Le fluide électrique superflu peut affecter, dans la pulpe, tous les organes : ceux de l'intelligence, ceux de la moralité, ceux du mouvement; les nerfs des organes des sens, isolément ou plusieurs à la fois, par métastase il en résulte des états ou des dérangements du cerveau très-différents, comme la place sur laquelle ce fluide pose, ce qu'on peut reconnaître par les symptômes.

Les irritants physiques et moraux qui échauffent le cerveau, appellent sur cet organe le fluide électrique entré par la peau, qui peut se trouver dans l'organisme; lorsque ce fluide est faible, il ne peut produire qu'une surexcitation et pas d'inflammation, il n'agit que comme stimulus ou force vitale. Mais s'il existe à l'état superflu, il sera attiré au cerveau par le calorique ou l'irritation, quelle qu'en soit la cause, et produira une inflammation plus ou moins forte, comme son degré d'intensité.

D'autres irritants du cerveau sont : l'insolation ou l'action du soleil, la chaleur du feu, un oreiller trop chaud, des coups, des chutes sur la tête, les affections morales vives, gaies ou tristes, la trop grande lumière, le trop grand bruit, une odeur trop forte, trop piquante ou faible et longtemps prolongée, la dentition.

Les irritants du cerveau ne manquent pas; aussi les inflammations de la substance médullaire sont-elles nombreuses; des irritations, causes d'inflammations qu'on est loin de connaître, malgré leur importance, et que par cette raison, je ne

2

dois pas passer sous silence, ce sont ces irritations que produisent au cerveau les grands événements politiques.

Ces événements, produits par des cerveaux malades, sans s'en douter, dans un état d'opposition quand même, car tel est l'effet que produit toujours la cause des maladies sur chacun des organes des facultés encéphaliques qu'elle occupe, ces événements deviennent, pour d'autres cerveaux, des irritants qui les rendent malades à leur tour.

Les maladies du cerveau sont encore contagieuses par imitation, et, par cette raison, les paroles prononcées en public, les écrits faits par des cerveaux malades, très-sains seulement des organes, et par conséquent des facultés de l'intelligence, riches même d'instruction, mais malades de tout le reste, n'ont pas peu contribué aux révolutions et à la destruction des établissements les plus sages, et souvent sans la moindre résistance, parce qu'on ne croit pas dans le monde qu'un homme qui a de l'esprit et de l'instruction, qui parle avec éloquence, qui a de la bonne foi, d'autres qualités excellentes, et qui est entraînant, soit malade du cerveau; on l'écoute avec plaisir, on l'admire, et si on ne le comprend pas toujours, on suppose qu'il se comprend lui-même, on s'humilie devant sa supériorité supposée, on rit malgré soi de ses immoralités, parce qu'elles sont spirituelles et originales; les productions de ces hommes sont contagieuses, l'observateur peut facilement y reconnaître par leurs écrits qui sont des symptômes, quels sont les facultés et par conséquent les organes du cerveau qui peuvent être malades chez eux. Ceci posé: qu'on juge de l'effet que ces malades produisent sur des cerveaux dont l'intelligence est souffrante, et sur ceux qui ne sont malades que sur un lobe du cerveau, les cerveaux passionnés.

Ces maladies du cerveau chez l'homme, guérissables dans l'enfance, lorsqu'elles ne sont pas encore chroniques, causes et effets de tant de malheurs dans les familles, sources des révolutions et de la destruction des empires, donnent toujours de la gravité aux autres maladies qui, par l'intempérie des saisons, viennent encore ajouter à ces temps de malheurs.

Toutes les affections du cerveau renfermées dans la pulpe, dans l'organe de la pensée, même de la pensée d'action, sont des névroses. Les névroses sont sans douleur, elles peuvent entraîner les organes du mouvement sans les rendre malades;

mais si la cause des maladies se porte par métastase, du cerveau sur lequel elle pose, dans une partie comme un point de l'organisme, en dehors du cerveau, il en résultera une maladie composée de celle du cerveau et de celle de l'organe en dehors, et cette maladie composée sera une névralgie, quelle que soit la place sur laquelle le fluide se portera ; or, il y a des points douloureux ou sensibles, et d'autres qui ne le sont pas ; il s'ensuit que si la névralgie a lieu sur un de ces derniers, le malade ne la sentira pas ; c'est en effet ce qui a lieu : le fluide, dans le cerveau, n'est pas senti du malade, et lorsqu'il quitte le cerveau pour la membrane muqueuse des voies digestives, par exemple, le malade ne s'en douterait pas sans la présence des symptômes, car il n'y a pas de douleur.

Le choléra, bien circonscrit, est une de ces névralgies insensibles : c'est la *névralgie intense de la membrane muqueuse de l'appareil de la digestion.*

Si d'autres symptômes viennent quelquefois s'ajouter à ceux du choléra, ils sont étrangers à ceux de cette maladie.

Affection de la moelle de l'épine, substance médullaire des nerfs réunis dans le canal vertébral.

Lorsque le fluide électrique superflu s'arrête dans cette région, le pouls est petit et dur, il peut y avoir frisson, quelquefois gêne sur une partie ou sur une autre de son étendue, quelquefois agacement nerveux, tel que le malade dit éprouver le besoin de battre quelqu'un ; il y a encore faiblesse générale, le malade ne peut se tenir debout, lorsque l'affection est intense ; souvent le fluide ne fait que passer sur cette substance médullaire qui lui sert de conducteur, ses effets sont moins graves, alors il y a seulement faiblesse.

Lorsque le fluide s'arrête à l'origine de ces nerfs et encore dans la boîte osseuse, il y a paralysie plus ou moins complète, suivant la place que le fluide occupe.

—

Affection des nerfs de la vie organique.

Lorsque le cerveau est affecté, toutes les fonctions de la vie organique sont en souffrance, et, par conséquent la circulation est faible : elle est faible plus ou moins, selon le degré d'intensité du fluide qui s'exerce sur la pulpe cérébrale ; en prenant connaissance du pouls, on peut avoir une idée de l'intensité du fluide et de l'état des autres fonctions par celle de la circulation.

Si une cause prédisposante, si une irritation dans une région dépendante de la vie organique attire la cause de l'inflammation du cerveau, celle-ci se portera, par les nerfs de la vie organique, du cerveau à l'organe irrité, il en résultera une névralgie.

Si le fluide s'arrête sur ces nerfs, le malade se plaint d'étouffement semblable au cauchemar.

—

Affection de la membrane muqueuse des voies digestives et de ses glandes.

Les voies digestives sont : La bouche, l'œsophage et tous les intestins ; c'est un canal d'ampleur inégale qui s'étend de la bouche à l'anus.

Ce canal est formé par trois membranes accolées dans la plus grande partie de son étendue.

La plus interne de ces membranes est la membrane muqueuse,

doublée en dehors de la membrane musculaire sur une grande étendue ; ce tube digestif est encore recouvert en partie de la membrane séreuse péritonéale.

La membrane muqueuse est garnie de glandes qui, dans l'état normal lubréfient sa surface et concourent à la chymose dans l'estomac et au glissement des matières fécales dans les intestins ; l'humeur de cette sécrétion est extraite du sang par les glandes.

Dans l'état normal ou de santé, cette sécrétion a lieu lentement, et pour ainsi dire goutte à goutte ; mais la présence du fluide électrique superflu la fait sortir à filet et avec d'autant plus d'abondance que ce fluide est intense ; l'explication de ce phénomène se trouve dans les éléments les plus simples de la physique, qui nous apprennent que la présence du fluide électrique fait sortir, à filet, de l'eau qui ne sortait que goutte à goutte d'une ouverture capillaire.

Ces mucosités, qui sortent si abondamment dans le choléra ne se présentent claires comme de l'eau dans laquelle on aurait fait bouillir du riz, qu'après avoir facilité la sortie complète des matières fécales qui remplissaient les intestins comme résidus de la digestion des aliments amassés depuis trois jours.

Tout ce qui irrite la membrane muqueuse, ce sont les fruits acides, le vinaigre, les poissons gâtés qui dégagent de l'ammoniaque, le vieux fromage, le carbonate de soude ajouté au lait pour l'empêcher de tourner quand il y a menace d'orage ; ceux de potasse ajoutés aux légumes pour les faire cuire ; les carbonates ajoutés aux pains à café pour les faire monter, etc. ; les viandes salées ou indigestes, le bouillon trop gras, les boissons très-froides ou trop chaudes, le beurre fort, les purgatifs, le vin frelaté, les liqueurs alcooliques, en un mot, les substances qui dans les temps ordinaires ne sont que toniques, deviennent irritantes dans un temps de choléra. Le vin en trop grande abondance, en ôtant à l'homme les facultés de son cerveau, l'expose à se compromettre sous les influences les plus dangereuses ; dans les voies digestives déjà malades, il devient vinaigre.

Il faut donc, dans un temps de choléra, s'abstenir de toutes ces substances et de celles qui sont de difficile digestion pour les malades.

L'eau froide n'agit pas comme irritant, mais par le refroidisment humide qu'elle occasionne dans l'estomac, elle agit directement en développant l'inflammation sur place. L'eau très-froide ou la glace agit comme l'eau très-chaude, seulement comme irritant, elle ne développe pas l'inflammation, elle en appelle la cause.

Affection d'une partie du système sanguin dans le choléra.

Le système sanguin, dans cette maladie, ne devient le siége du fluide que lorsque le sang arrêté dans les veines, ne circulant plus, devient pour ses enveloppes un corps étranger irritant. Par cette irritation, il s'opère une métastase du cerveau aux veines, le malade éprouve des crampes dans les membres supérieurs et inférieurs et encore ailleurs ; le sang devenu épais, gélatineux, épuisé de sa partie la plus liquide par la sécrétion excessive des glandes muqueuses s'arrête et colore en bleu noir les parties de la peau sous lesquelles il s'est arrêté.

Hors le choléra, les crampes ont pour résultat des varices, c'est l'action du fluide sur les veines.

L'hématose ou les fonctions reproductrices du sang n'ayant plus lieu dans le choléra avancé, la respiration continue encore, mais l'air entrant par la bouche est rendu par l'expiration comme il a été aspiré; il n'a perdu que du calorique, il est froid, ce n'est plus qu'une respiration inutile qui continue par habitude.

Si les symptômes d'une des affections que je viens de décrire se présentaient isolément chez un malade, il ne devra pas s'en effrayer. Le choléra n'existe réellement que lorsqu'on trouve chez un malade l'ensemble de tous ces symptômes réunis. Mais, comme on peut mourir d'une autre maladie que de celle qui nous occupe spécialement ici, on doit faire taire tous ces symptômes qui ont quelques rapports avec ceux du choléra, on doit le faire sans hésiter aussitôt qu'on s'en aperçoit.

SYMPTOMES DU CHOLÉRA.

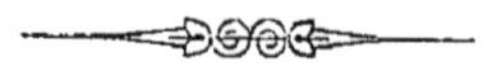

On va reconnaître ici tous les symptômes réunis qui appartiennent aux affections organiques que je viens de décrire isolément.

Le fluide électrique superflu, placé d'abord dans le cerveau, se porte par métastase sur la muqueuse de l'estomac et des intestins ; il peut être fort ou faible : s'il est faible, il agira sur les mêmes organes ; les symptômes seront ceux de la cholérine ; s'il est intense, les symptômes seront plus forts, ce seront ceux du choléra.

Si le malade de la cholérine se place sous des influences qui peuvent augmenter l'intensité du fluide qui se trouve déjà chez lui, que ce soit par des refroidissements humides ou par des courants d'air, la force du fluide s'augmentera, et la cholérine deviendra le choléra.

Le malade du choléra éprouve un malaise général physique et moral ; il ne peut dormir, il éprouve des anxiétés épigastriques, un sentiment de pesanteur, d'ardeur à la gorge, à l'estomac ; il peut être calme, avoir l'esprit présent, l'intelligence saine ; il peut avoir du délire, des hallucinations, etc.

Le pouls est faible, petit, filiforme ; ce type du pouls, comme l'insomnie qui l'accompagne, indique toujours l'affection du cerveau, quel que soit le siége, dans l'encéphale, de la cause de cette affection.

Les fonctions de la vie organique étant entravées par l'état maladif de la pulpe célébrale, les aliments contenus dans les voies digestives sont alors pour les intestins des corps étrangers qui, par leur présence ou leur qualité, irritent la membrane muqueuse ; cette irritation devient assez forte pour opérer la métastase du fluide, et, par ainsi, déterminer la névralgie de la membrane muqueuse des voies digestives.

Le malade a des nausées, des borborygmes ; sa bouche devient sèche, pâteuse ; les urines sont rares et épaisses.

Bientôt commencent les déjections alvines, très-fréquentes, accompagnées de vomissements ; les selles sont quelquefois sanguinolentes, jaunes, verdâtres, brunes, mêlées de mucosités, suivies de selles liquides moins colorées, puis d'un liquide abondant qu'on a comparé à de l'eau de riz ; ces évacuations sont chassées avec force lorsque la membrane musculaire, adhérente à la muqueuse, se trouve compromise passagèrement, parce qu'elle se crispe.

Si les déjections existent depuis quelques jours, il suffit d'une nouvelle accumulation de fluide pour que le choléra se prononce vivement et qu'il soit sans ressources ; c'est pourquoi, dans un temps de choléra, on ne doit pas rester tranquille avec le dévoiement ; on doit s'occuper de l'arrêter.

Le corps du malade se refroidit : de 30 degrés, il peut descendre à 14, sa température n'étant plus entretenue par les phénomènes de la respiration ; le sang ne se renouvelant plus, sa partie la plus liquide lui étant enlevée, la circulation considérablement diminuée par l'état du cerveau, il s'arrête dans les veines, et colore la peau en bleu dans plusieurs parties.

La face devient cadavéreuse, les yeux caves, affaissés sur eux-mêmes, après avoir été brillants comme le vernis de la porcelaine ; ils sont entourés par un cercle large bleuâtre de la peau.

Les joues deviennent creuses.

Enfin les crampes douloureuses se font souvent sentir sur les vaisseaux veineux des membres, parce que le sang gélatineux et épais qu'ils contiennent devient pour ces veines un corps étranger irritant, et la métastase s'exerce alors du cerveau aux veines.

La langue est froide, la voix cassée ; le malade a une grande oppression, parce que le poumon reçoit le fluide électrique superflu.

Des syncopes fréquentes ont lieu chaque fois que le fluide remonte au cerveau.

Le pouls est insensible ; le cœur cesse de battre ; le malade est mort.

Telle est la marche du choléra abandonné à lui-même. La mort peut être le résultat de la syncope prolongée, de la déperdition de la sérosité du sang, de la cessation de l'hématose dans le poumon et de toutes ces circonstances réunies.

TRAITEMENT DU CHOLÉRIQUE.

Si le pouls parle encore, quoiqu'il soit très-faible, le malade est peut-être encore guérissable ; il faut s'occuper, sans retard, d'appliquer les moyens de guérison.

On doit considérer les évacuations abondantes comme aussi graves qu'une hémorrhagie active, et, par cette raison, il faut se hâter d'arrêter les déjections et les vomissements. Si le malade a beaucoup perdu, la réaction s'en ressentira ; elle ne ne pourra peut-être pas se faire avec succès.

Les fenêtres doivent être continuellement fermées, on a plus à craindre du courant d'air que de l'air, même vicié, de la chambre.

On commence par placer le malade dans un lit bassiné seulement à la place que doivent occuper les jambes, et plus particulièrement à celle des pieds.

On fait chauffer un fer à repasser, et très-chaud, on l'enveloppe d'une serviette pliée en quatre, on l'applique à la plante des pieds du malade en exigeant de lui qu'il s'y chauffe avec courage.

On lui administre au plutôt le lavement n° 1 (voyez aux moyens de guérison, à la fin), que le malade gardera. S'il était obligé de le rendre, on lui en donnerait un second semblable, qu'alors il pourra garder.

A partir de ce moment le malade n'est plus forcé de se lever, le dévoiement est arrêté, il n'a plus d'occasion de se refroidir en allant à la selle. C'est une condition très-importante à la guérison que d'éviter les plus petits refroidissements humides qui se présenteraient continuellement, si le malade, en sueur, sortait de son lit à chaque besoin urgent qui l'y forcerait. Il faut, d'ailleurs, éviter les mouvements parce qu'ils rappelleraient les vomissements.

A peine le lavement est-il pris qu'il faut placer le cataplasme sinapisé, n° 2, à une jambe : au mollet d'abord, et quand on voit que le malade en souffre trop, on l'ôte par le côté du lit, toujours afin d'éviter le moindre refroidissement, pour le placer au genou, on l'y laisse aussi longtemps qu'au mollet, et quand le malade ne peut plus le supporter, on l'ôte pour le porter à la cuisse en dehors vers le milieu ; on continue ensuite une pareille application sur l'autre jambe.

Aussitôt l'application du premier sinapisme, on étend avec la main, sur toute la tête, un liniment narcotico-aromatique, comme celui du n° 1 ou celui du n° 2.

On place le long de l'épine du dos une bande de flanelle large de 20 centimètres, couverte de ce même liniment.

On en place une autre beaucoup plus large qui puisse recouvrir l'abdomen et l'épigastre couverte comme la première.

On renouvelle les cataplasmes sinapisés, et on les continue jusqu'à parfaite guérison, en laissant un intervalle plus long entre chaque application, tant que le besoin s'en fait moins sentir.

On fait prendre par cuillerées à café, et toutes les demi-heures, de la potion astringente n° 2 ; mais si l'estomac est douloureux, on préférera la potion calmante n° 1. Ces deux potions prises par petites doses arrêtent le vomissement.

Le cerveau étant guéri, délivré du fluide superflu, le malade n'a plus qu'une gastro-entérite ; la névralgie n'existe plus, il se plaint d'étouffement, il a le sentiment d'une barre dans l'estomac : c'est à la présence du fluide dans cet organe qu'on doit l'attribuer alors.

Si le malade demande à boire, et surtout à boire froid, il faut bien se garder d'obéir, car les vomissements reviendraient, et la cause, remontant au cerveau, la névralgie recommencerait.

Pour apaiser sans inconvénient la soif du malade, on lui donne, par très-petites doses, une infusion faible et tiède de menthe poivrée qui semble le rafraîchir ; au lieu de cette infusion, on peut lui donner une des tisanes narcotiques, astringentes, aromatiques, qui repoussent le fluide.

On renouvelle l'application, aux pieds seulement, du fer très-chaud, plusieurs fois dans la journée ; le fer est préférable à tout aut e moyen.

Le liniment sur la tête, le long de l'épine du dos et à la ceinture, doit être renouvelé deux fois par jour : le matin et le soir, pour éviter le retour du fluide.

Si le malade dit avoir quelques besoins, on place du linge élimé, chaud, de manière à ce qu'il puisse les satisfaire sans sortir du lit, sans le mouiller, ou bien on étend en travers sous lui un drap en alèze qu'on retire à mesure, il ne rend peut-être que quelques vents, ce qu'il prend pour des besoins ne sont souvent que des épreintes.

On place sur l'oreiller, de manière à le couvrir, un drap de lit plié en seize, afin que la tête du malade soit moins chaudement que sur l'oreiller de plumes.

Après l'exécution de tous ces soins, le pouls du malade se développe, ce qui veut dire que le cerveau est débarrassé et que les fonctions recommencent, une légère moiteur, d'abord, couvre son corps, bientôt une sueur halitueuse lui succède et sort avec abondance ; le malade souffre de cette sueur, il cherche le frais, il demande à changer de linge ; on ne saurait, à cette période encore, prendre trop de précautions pour éviter qu'il se refroidisse ; si le malade s'exposait pendant la crise au moindre refroidissement humide, ce serait très-grave, il faudrait encore tout recommencer avec moins d'espoir.

Cette période de la crise est la même qu'on a nommée de la réaction.

Par la crise, les matières morbides qui se sont formées pendant la présence du fluide et par son action sur les tissus et sur les organes sont excrétées au dehors. Ce sont des pleurs involontaires, des humeurs qui sortent par les ouvertures les plus rapprochées du cerveau, une sueur collante, des éruptions, des urines qui déposent, etc.

Il faut bien se garder d'arrêter cette dépuration salutaire de l'organisme par une médication intempestive ; on aide à la nature par l'administration de quelques cuillerées de bouillon toutes les heures. On ordonne un régime léger et fortifiant par petites doses. On continue à éviter les moindres refroidissements humides, et la crise marche bien jusqu'à la fin.

On augmente la nourriture chaque jour petit à petit, avec

beaucoup de précautions ; si le malade, mangeant un peu plus, se réveille au matin, avec la bouche mauvaise, il se dira qu'il a trop mangé la veille et se tiendra ce jour-là sur la réserve.

Tel est le traitement du choléra.

Le choléra n'est pas contagieux : le principe contagieux d'une maladie se trouve dans la matière morbide qui sort par la crise, il ne faut pas le chercher dans les liquides produits des évacuations naturelles surabondantes du choléra, à moins que ces matières de déjections aient été elles-mêmes, comme dans le typhus, altérées par l'action du fluide électrique avant leur sortie. Le choléra qui se trouverait dans ce cas, très-rare, serait contagieux ; il faudrait au moins s'en méfier, c'est aussi ce que que l'on a fait jusqu'à ce jour en le regardant comme un choléra compliqué de typhus.

Cependant on ne saurait disconvenir que les névralgies sont contagieuses pour les personnes névrosées ou affectées dans la pulpe cérébrale. Le choléra étant une névralgie, peut être contagieux comme toutes les autres. Tout le monde sait que les névralgies musculaires, que l'on désigne par le nom d'attaques de nerfs, sont contagieuses pour les personnes névrosées, que les bâillements en présence d'hommes malades de la pulpe cérébrale produisent sur eux le même effet, en serait-il autrement des autres névralgies? Si l'on n'est pas malade de la pulpe cérébrale on n'a pas à craindre cette contagion. Et, d'ailleurs pour devenir cholérique par contagion, il faut supposer la présence du fluide superflu aussi intense qu'il est nécessaire qu'il le soit pour produire le choléra sans contagion.

MOYENS DE GUÉRISON DES CHOLÉRIQUES

QU'ON PEUT SE PROCURER A L'AVANCE.

Dérivatifs externes.

N° 1. Un fer à repasser épais.
Une serviette pour le recouvrir.

Cataplasme sinapisé.

N° 2. Prenez : De la farine de Lin.
— — farine de Moutarde.
De chaque, une poignée. Mêlez.

Délayez ces farines dans le moins d'eau tiède possible, assez pour faire une bouillie épaisse dont vous ferez un cataplasme ; renfermez-le dans un mouchoir plié comme une cravate en pointe, de manière à ce qu'il n'y ait qu'une épaisseur de linge entre le mollet et le cataplasme.

On peut se procurer à l'avance plusieurs fois les mêmes doses de ces farines mêlées pour les premiers secours. — On fera bien de prendre quatre fois la même dose, qui pourrait être employée en attendant le médecin.

Lavements astringents ou répercussifs.

N° 1. Prenez : De la racine de Ratanhia en poudre, de 4 à 8 grammes.
Une forte pincée d'Amidon.
La quantité d'eau nécessaire pour un lavement.

J'indique le ratanhia en poudre pour éviter de perdre du temps à le faire bouillir ; en prenant la poudre, on n'a besoin que d'eau tiède.

N° 2. Prenez : des feuilles de Ronces, une poignée.
— des fleurs de Roses rouges, une forte pincée.
Faites infuser dans un litre d'eau bouillante, tirez à clair, et ajoutez :
De l'eau de Rabel, 10 gouttes.

Liniments narcotico-aromatiques, ou répercussifs pour l'usage externe.

N° 1. Prenez : Du Laudanum de Sydenham.
— Du Baume tranquille.
De chaque, 65 grammes. Mêlez

Pour en couvrir la tête à nu, le dos, la ceinture et l'abdomen, au moyen de flanelles.

On a des flanelles disposées d'avance pour cet objet : il faut en avoir au moins deux de 60 centimètres de long sur 20 de large. — Celle du ventre et de la ceinture, qui est la même, doit avoir 60 centimètres sur 30 environ.

N° 2. Prenez : De l'Onguent Populéum................ 250 grammes.
— De l'Essence de Lavande fine.... 4 —
— — de Roses.............. 6 gouttes.
Mêlez.

N° 3. Prenez : Opium le plus pur possible......... 4 grammes.
Pulvérisez, broyez avec l'Essence de Lavande
fine.................................... 12 —

Faites chauffer au bain-marie, et filtrez *chaud*.

Étiquetez : *Gouttes blondes*, pour l'usage externe, et par gouttes.

On doit réserver au médecin l'application de ce remède et du suivant :

N° 4. Prenez : De la poudre de Belladone.
— — de Jusquiame.
— — de Stramoine.
De chaque.. 6 grammes.
Broyez avec huile essentielle de lavande fine. 32 —

Exprimez fortement.

Étiquetez : *Gouttes vertes*, pour l'usage externe, et par gouttes.

Ces dernières recettes sont très-utiles :

Les *Gouttes blondes*, pour faire taire les douleurs excessives. On en étale seulement quelques gouttes, avec le bout du doigt, sur le point douloureux.

Les *Gouttes vertes*. Dans l'oppression, on fait respirer le malade en présentant, à l'ouverture de sa bouche, le bouchon mouillé de la liqueur.

Lorsque le malade ne peut uriner, on en place quelques gouttes derrière les parties génitales et sur les côtés, au plus haut de chaque cuisse, puis dans le pli du bas-ventre au-dessus du pubis, c'est-à-dire le plus près possible de la région de la vessie et de son sphincter. Si le malade est un enfant, il suffira d'étendre sur les mêmes places, et plus abondamment, le liniment narcotico-aromatique n° 2.

Les deux derniers médicaments liquides dont je viens de donner les recettes, doivent être renfermées dans des bouteilles colorées bleues ou vertes, d'une forme particulière, afin de les distinguer facilement à cause de leur importance ; on ne doit pas les laisser à la portée du malade, et encore moins à celle des enfants : il faut les mettre sous clef.

Tisanes narcotico-astringentes et aromatiques.

N° 1. Prenez : De feuilles de Ronces............ une poignée.
— De fleurs de Roses rouges........ une pincée.
Faites infuser dans un litre d'eau bouillante.

Tirez à clair et ajoutez :

De l'Eau de Rabel......................... 20 gouttes.
Du sirop Diacode......................... 32 grammes.

N° 2. Prenez : Des fleurs de Coquelicot.
— Des feuilles d'Oranger.
De chaque, une poignée, mêlées.
Pour un litre d'eau bouillante.

Préparez cette tisane comme du thé, c'est-à-dire par infusion.

Cette tisane suffit pour arrêter le dévoiement le plus fort, lorsque ce dévoiement n'est pas compliqué d'affection cérébrale, c'est-à-dire si le pouls est bien développé ; mais il faut que le malade fasse diète et qu'il fasse précéder l'usage de cette tisane de l'application d'un cataplasme sinapisé.

N° 3. Prenez : De la Teinture aromatique ci-dessous................................... 1/2 litre.
— De l'acide sulfurique............. 100 grammes.

Mêlez peu à peu en versant l'acide dans la teinture ; laissez reposer pendant deux jours ; filtrez sur un entonnoir de verre, et conservez dans une bouteille.

La dose de cet élixir est de 5 à 10 gouttes, et jusqu'à 40 dans un verre d'eau.

Pour faire la teinture aromatique :

Prenez : Du poivre de la Jamaïque en poudre (*myrthus pimenta*)................................ 64 grammes.
— De l'eau-de-vie de France............. 1 litre.

Faites infuser à froid pendant deux jours, et filtrez.

Cet élixir porte le nom d'Élixir vitriolique ; il se trouve dans la médecine domestique de Buchan. L'eau qu'on fait avec cet élixir a eu un succès mérité, immense en 1832, époque du choléra à Paris.

On ne doit ajouter du sucre à cette eau aromatique astringente acide qu'au moment de la boire.

POTIONS.

N° 1. Potion calmante.

Prenez : De l'eau distillée de Laitue............ 65 grammes.
—   De l'eau de Menthe poivrée............ 8   —
—   Du sirop Diacode.................... 65   —
Mêlez.

N° 2. Potion astringente.

Prenez : De l'eau commune.................. 100 grammes.
—   Du sirop de Ratanhia................ 32   —
—   De l'eau de Rabel.................... 6 gouttes.
Mêlez.

—

RÉSUMÉ.

Par tout ce que je viens de dire, le lecteur a pu reconnaître les cinq périodes du choléra :

1° La cause de la maladie, sa nature, son arrivée.

2° Son introduction, les influences qui la facilitent.

3° Ses effets dans toutes les maladies, et, en particulier, dans le choléra.

4° Son élimination par un traitement assuré.

5° La crise ou la réaction, et la réparation des organes.

Le lecteur aura remarqué que, par mon traitement, je réduis d'abord la névralgie catarrhale intense de la membrane muqueuse des voies digestives, à une affection bien plus simple et exempte de dangers : c'est la gastro-entérite aiguë, qui faiblit et disparaît par la réaction.

La sueur respectée, comme on l'a vu, met entièrement dehors le fluide électrique superflu, pour le ramener au degré de force vitale ou d'équilibre. C'est ainsi qu'on peut comprendre une guérison.

Paris. — Typographie de H. V. de Surcy et Cie, rue de Sèvres, 57.

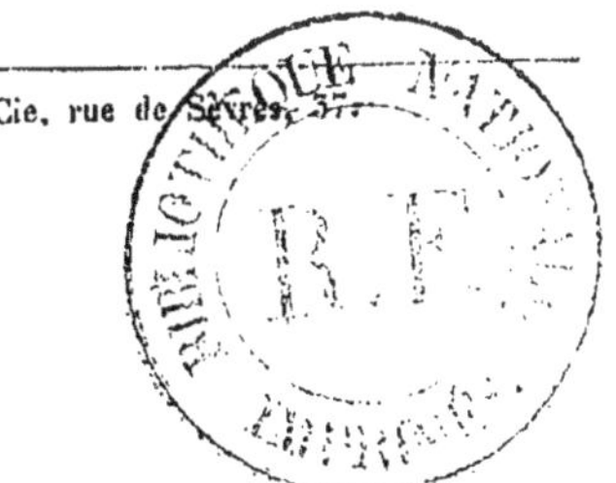

www.ingramcontent.com/pod-product-compliance
Ingram Content Group UK Ltd.
Pitfield, Milton Keynes, MK11 3LW, UK
UKHW021025120726
13693UKWH00005B/2209